FRAGMENT

D'UN

ESSAI DE STATISTIQUE MÉDICALE

APPLIQUÉE A LA VILLE DE LYON,

PAR

JULIA, DE CAZÈRES,

Docteur en médecine de la Faculté de Paris, médecin adjoint à l'hôpital militaire de Lyon, membre des Sociétés de médecine et médicale d'Émulation de la même ville,

Lu à la séance générale annuelle de la Société Médicale d'Émulation de Lyon,

LE 25 JANVIER 1845.

LYON,

CHARLES SAVY JEUNE, LIBRAIRE,

Place Louis-le-Grand, 14.

1845.

LA CROIX-ROUSSE (LYON). — IMPRIMERIE DE TH. LÉPAGNEZ.

FRAGMENT

D'UN

ESSAI DE STATISTIQUE MÉDICALE

APPLIQUÉE A LA VILLE DE LYON,

PAR M. JULIA,

MÉDECIN ADJOINT DE L'HÔPITAL MILITAIRE.

Pour bien faire la médecine, il faut s'enquérir de deux choses : de la nature des temps de l'année et de l'action de leurs qualités.
(HIPPOCRATE, *De aere. aquis et locis.*)

Le climat forme la figure, la couleur, le tempérament et les mœurs des nations. (POLYBE.)

Il maitrise les êtres par la température, et les idées par le caractère qu'il impose aux peuples.
(BALLY.)

MESSIEURS,

Ce travail m'a été suggéré par le remarquable passage du père de la médecine, dans lequel il recommande au médecin qui arrive dans une ville pour y exercer sa profession, d'étudier *sa situation relativement au soleil, à l'eau et à la terre.* Quoique ce sujet n'ait pas l'attrait de la nouveauté, personne cependant ne s'est occupé de semblables recherches appliquées à notre grande ville manufacturière. L'excellente thèse de notre collègue, M. Potton, n'a trait qu'à sa constitution atmosphérique, et les *Opinions et Rapports du Conseil de salubrité* que viennent de publier deux de ses membres, ne s'occupent que de son hygiène[1]. Les maladies qui y prédominent, dans leurs rapports avec les saisons, n'ont donc pas été étudiées, et l'histoire médicale de notre cité ne possède même à cet égard que des données vagues, des notions incertaines et quelques vérités générales très-peu répandues ou mal interprêtées. Ce grand et important problème est resté jusqu'à ce jour à résoudre, et si j'ai eu la témérité d'en aborder les nombreuses difficultés, ne croyez pas que j'aie eu, en même temps, la prétention de les applanir toutes. Non, Messieurs, ce n'est pas à moi, qui suis jeune d'âge et d'expérience, qu'est donné d'attacher mon nom à une œuvre de cette importance; seulement j'ai voulu réunir dans un seul corps d'ouvrage les nombreux matériaux qui se trouvent disséminés dans les catacombes de nos grands établissements hospitaliers, dans les archives municipales de notre ville et dans les cartons de quelques hommes spéciaux, à la bienveillance desquels je dois des observations aussi précises que judicieuses.

Aucun pays ne possède autant de motifs que le nôtre pour désirer que les hommes studieux se préoccupent plus qu'ils ne l'ont fait jusqu'à ce jour de la connaissance des faits qui se rattachent au domaine de notre science. Sans être injuste envers la mémoire d'hommes justement célèbres, qui ont légué à la postérité les fruits de leurs veilles et de leurs travaux, on peut dire qu'ils auraient puissamment contribué au bien-être de l'espèce

(1) Hygiène de la ville de Lyon, ou opinions et rapports du conseil de salubrité du département du Rhône, par MM. J.-B. Monfalcon et A.-P.-I. de Polinière. Paris, 1845, 1 vol. gr. in-8.

humaine, s'ils avaient moins subi l'influence de certaines théories séduisantes et ingénieuses, mais presque toujours entachées de graves erreurs de physiologie et de thérapeutique! Sans aucun doute, il serait permis d'espérer de voir la statistique médicale s'élever au rang qui lui convient, si on avait tenu un plus grand compte de la coordination et de la déduction des faits.

En outre, si le champ immense que les hommes dévoués à la science cultivent depuis les temps les plus reculés était mieux connu; s'ils s'étaient fait une plus juste idée de son étendue, de sa composition et des résultats divers de l'expérimentation, nous n'aurions pas sous les yeux le triste spectacle dont nous sommes témoins depuis tant d'années, nous ne verrions pas tant d'esprits éminents s'épuiser en vains efforts pour faire prévaloir successivement des doctrines plus souvent enfantées par l'imagination que le résultat d'une observation sévère.

En suivant la voie tracée par nos maîtres, nous nous voyons, nous jeunes praticiens, forcés de céder à cette funeste influence; obligés de croire que nous sommes encore à la recherche de la certitude des doctrines qui intéressent le plus notre espèce maladive, et habitués par notre enseignement à douter de bonne heure de la raison humaine et de notre science, nous tombons dans un désolant scepticisme, qui nous rend timorés au point de ne savoir qu'opposer au Protée morbide que nous sommes appelés à combattre.

Mettons-nous donc à l'œuvre avec courage et persévérance, observons simplement, comme les premiers maîtres de l'antiquité médicale; tenons un compte rigoureux de toutes les différences que présentent les maladies entre elles ; appelons à notre aide les autres sciences, et quand nous aurons réuni un grand nombre de faits, ne nous bornons pas au rôle de simples collecteurs, classons-les suivant leur similitude ou tout au moins d'après la plus sévère analogie, et alors, mais alors seulement, cherchons la loi, la raison d'être, la formule de chaque groupe en particulier.

Les sciences qui, comme la chimie, l'histoire naturelle et l'astronomie, se rattachent d'une manière si intime au domaine de l'expérience et dans lesquelles il existe, entre les faits qui sont le corps de la science, et les grandes lois qui, pour ainsi dire, en sont l'âme, un lien qui n'est autre chose que le raisonnement ; ces sciences ne peuvent progresser si elles ne tournent pas sur ce grand pivot. De même, la médecine, qui emploie constamment l'observation rigoureuse des faits, ne peut, à plus forte raison, se passer du secours de cette faculté de l'esprit humain qui en dirige l'acquisition et en élabore les conséquences.

I.

Telle que je la conçois, Messieurs, la statistique médicale est donc : ce qu'est l'observation des astres à l'astronomie, l'étude des animaux, des plantes et des minéraux à l'histoire naturelle, l'analyse des corps à la chimie, et la physique expérimentale à la physique rationnelle. Le médecin qui prétendrait guérir sans connaître les faits importants qui sont le résultat de l'observation et de l'expérience, serait semblable au savant qui proposerait une classification générale des êtres composant les trois règnes de la nature, sans en connaître les caractères essentiels ; ou aux philosophes qui, à une époque encore peu éloignée de nous, discouraient sur la combustion sans connaître la composition de l'air atmosphérique.

La condition *sine quâ non* d'une bonne statistique est donc de se plier, de se moduler à toutes les exigences des lois qui régissent les divers organismes sains ou malades, variant selon les lieux, les circonstances, et présidant aux désordres auxquels donnent vie le plus ordinairement des agents insaisissables, des inconnus que nos moyens d'investigation ne peuvent pas atteindre. Grouper les faits dans l'ordre de leur importance et mettre soigneusement en relief ceux qui sont hors ligne, est par conséquent de son domaine ; mais en présence de cette multiplicité de matières qui constituent le corps de la science, elle tomberait inévitablement dans la confusion et dans l'impuissance, si elle ne savait proportionner sur chaque point l'étendue de ces recherches à l'intérêt théorique et surtout pratique que celles-ci peuvent offrir. Au reste, c'est en ne perdant jamais de vue sa véritable destination que la statistique évitera de se préoccuper de faits qui n'auraient qu'un simple intérêt de curiosité, et de sortir de ses limites en s'occupant de choses qui lui sont et qui doivent lui rester toujours étrangères.

Partant, le seul moyen que nous puissions employer pour sortir du dédale inextricable où nous sommes engagés, est de remonter à la source de toute certitude ; je veux dire à l'observation sévère des faits. Une fois mis en lumière, ils rétabliront l'harmonie dans les théories ; ces éléments essentiels de tout travail pareil à celui que je me suis proposé, s'offriront d'eux-mêmes à qui saura les voir; et nos livres ne seront plus empreints de tant de doute et d'incertitude. Tout ce que la science possède de notions précises et d'observations exactes se ralliera à des principes, leur servira de base ou en affermira les inductions; et alors, riches en moyens de développement, nous élèverons notre art au rôle qui lui est dû, et nous aurons fait faire un pas immense à la thérapeutique.

Au lieu de tendre à un but si louable, on s'est borné jusqu'ici à additionner des séries de faits insignifiants et quelquefois indigestes. De leur rapprochement tout matériel on a tiré des conclusions le plus souvent erronées; et par cet assemblage monstrueux on a prétendu avoir trouvé un *vade mecum* pratique suffisant pour guider le jeune médecin sur le terrain si rempli d'écueils de la pratique. Bien plus, on a demandé et on demande sans-cesse à cette république de faits des révélations sur l'essence des phénomènes pathologiques et sur l'animation de la plus mince fibrile du tissu propre des organes, sur l'agent primordial, comme s'il était donné à la brutalité de ces moyens, pas plus qu'à notre faible intelligence, de pouvoir interprêter les lois immuables de la nature.

Connaissons-nous, en effet, la succession de ces phénomènes; connaissons-nous la marche et la causalité des maladies, de celles surtout qui ont un génie épidémique? Notre anatomie pathologique, cette lettre morte de la médecine est-elle tellement avancée et précise qu'elle ne se trouve jamais en défaut! Elle nous fait lire, il faut en convenir, dans la trame même de nos tissus; mais que nous apprennent le scalpel, le microscope et les réactifs, lorsque le système nerveux est affecté? Connaissons-nous ses impressions et le mode de ses transmissions; nous est-il permis de pénétrer l'*aura vitæ* de l'excitation et de la sédation? Et, quoique les annales scientifiques nous aient entretenu récemment encore de l'électricité, savons-nous ce qu'elle est et d'où elle émane? Sommes-nous plus avancés sur le mécanisme de la contraction, sur celui de la calorification, sur la nutrition et sur le principal agent de la sanguification? Et la tonicité, qu'est-elle? Comment expliquons-nous l'absorption et les sécrétions? Dans ces dernières années on a bien discuté sur l'irritation et sur l'inflammation; mais, en somme, qui en connaît la nature? qui pourrait nous expliquer le mécanisme de la vie et du mouvement fébrile?...

On me répondra à cela que ces matières ne sauraient entrer dans un travail comme l'est celui dont je m'occupe; que la science de la statistique telle que je viens de l'exposer ne s'élèvera jamais à la hauteur du rôle que je voudrais lui faire jouer, et cela, dira-t-on sans doute, parce que nous manquons des moyens de précision nécessaires. Mais quelle est la cause, répondrai je, qui peut retarder l'essor d'une science aussi essentiellement expérimentale que l'est la médecine? N'est-ce pas la difficulté de l'observation? Ces difficultés sont immenses, je ne me le dissimule pas, Messieurs; elles le sont dans certaines branches des connaissances humaines, dans celles surtout où la simple conception des faits, comme dans le magnétisme animal et l'électricité, suppose déjà de prodigieux efforts d'esprit; mais il ne saurait en être de même en médecine, car la quantité de travail, la continuité de vues, la variété de connaissances, la rigueur et la fidélité des observations, la précision et la rectitude de jugement importent plus à son progrès que le génie et l'esprit d'invention qui, je me hâte de le dire, sauront y imprimer également leur cachet.

Il est une chose vraiment remarquable dans notre époque ; c'est que l'esprit humain semble avoir pris à tâche de diriger ses investigations sur les objets qui sont les plus éloignés de sa portée. Cette bizarre anomalie on la trouve partout, et pour n'en citer qu'un exemple, je dirai que l'homme observe les astres depuis des milliers d'années, et que ce n'est qu'hier, en quelque sorte, qu'il a songé à connaître les organes et les tissus dont son corps se compose. Il a donc apporté le plus grand soin à observer les phénomènes les plus étonnants et les plus mystérieux du monde physique, tandis qu'il a négligé les faits les plus vulgaires, ceux qui pouvaient le faire pénétrer dans une voie rationnelle et lui applanir les difficultés qu'il rencontrait sur son passage (1). Ainsi, en médecine on n'a que peu ou pas tenu compte des points les plus simples et les plus évidents; on va chercher des explications dans le vaste champ des hypothèses, lorsque l'action des saisons, par exemple, apporte avec elle des dispositions morbides, des causes palpables, des occasions de maladies dont nous ne pourrions analyser et jusqu'à un certain point comprendre les phénomènes. Il arrive encore très-souvent que nous négligeons l'exemple pour le précepte et le précepte pour l'exemple ; aussi n'avons-nous en médecine que des faits épars, « Systèmes plus ou moins brillants, hypothèses plus ou moins probables ; tout au plus quelques lambeaux de science, mais point de science véritable et complète. »

(1) Mirantur aliqui altitudines montium, ingentes fluctus maris, altissimos lapsus fluminum, et gyros siderum, — relinquunt seipsos, nec mirantur !... (S. Augustin).

Heureusement, si c'est en France, Messieurs, que la nécessité de les grouper en un seul corps de doctrine se fait le plus vivement sentir, c'est aussi dans notre pays qu'il est le plus facile d'y pourvoir. Les principaux éléments existent dans les établissements hospitaliers et dans les archives municipales des villes; déjà, sous l'heureuse influence de la publicité, ils commencent à se produire dans des comptes-rendus, parmi lesquels on distingue ceux qui émanent annuellement des administrations des hôpitaux. A la vérité ces documents n'ont été jusqu'à ce jour ni recueillis ni publiés dans des vues d'ensemble; ils ne sont tenus par aucun lien et se trouvent privés par là des principaux moyens de perfectionnement dont la statistique puisse disposer. Dans cet état d'isolement et sous la forme plus ou moins volumineuse où ils paraissent, ils ne contribuent que médiocrement à l'amélioration des préceptes et des lois de la profession; et comme je l'ai déjà avancé, il ne peut y avoir dans un pareil état de choses que les hommes voués à l'étude des questions spéciales, qui puissent se former une idée juste de l'utilité qu'on pourrait faire ressortir de ce genre de recherches. Sous ce rapport la statistique médicale est exactement dans la situation où serait la géographie si cette science ne se composait que de grandes monographies indépendantes l'une de l'autre, et consacrées à l'étude détaillée d'un petit nombre de mers, de rivières, de montagnes, de villes, choisies au hasard et sans égard à leur importance relative sur la surface du globe.

Les débats qu'on a si souvent soulevés sur la supériorité relative de la méthode expérimentale et de la méthode analytique, reposent donc, selon moi, d'après cet exposé, sur une base fausse; et ces enfants perdus de la médecine mécanique ou mathématique des Bellini et des Boërrhave, ces systèmes où toutes les difficultés de la pathologie et de la thérapeuthique sont soumises aux règles du calcul et résolues par des chiffres, au lieu de faire avancer notre science, ne lui ont imprime qu'une impulsion rétrograde.

Comme vous le savez, Messieurs, il existe une activité spécifique changeant à chaque instant les mouvements de la nature et par le flux et le reflux des impressions du dehors. Ces changements se touchent et se voient : ils établissent, lorsqu'on les considère dans l'organisme, les différences des sexes, des âges, des tempéraments, des constitutions et des idiosyncrasies ; et lorsqu'on les envisage par les modificateurs extérieurs, les différences du régime, des qualités de l'air, de l'habitation ordinaire, des habitudes de la vie et de la position sociale, cette masse de différences ne nous distinguent point par de simples variétés ou par des nuances fugitives ; mais elles imprègnent, pour ainsi dire, l'ensemble et les parties de l'économie animale, les organes, les fonctions et les forces. Un homme, vous le savez encore, vit et sent autrement qu'une femme ; un vieillard autrement qu'un adulte ; un fort de la halle autrement qu'un homme de lettres ; et si nous poussions jusqu'au bout cette comparaison, nous arriverions à ce point de constater que chaque sujet diffère fondamentalement d'un autre.

II.

C'est cette veine féconde, Messieurs, que je m'efforcerai de suivre dans mes études de statistique ; c'est d'après ces principes et d'après ces idées que je me suis engagé dans les recherches aussi délicates qu'épineuses des matériaux qui sont utiles à la statistique médicale lyonnaise. Toutefois, ne vous attendez pas, Messieurs, à trouver dans mon travail un historique complet et détaillé des lieux que nous habitons. Le vieux *Lugdunum* a peut-être plus que toute autre ville, attiré l'attention des historiens et des étymologistes; vous trouverez dans *Louis Moreri*, dans le *P. Ménétrier*, dans *M. Cochard*, dans le *Tableau historique de Lyon* et dans beaucoup d'autres ouvrages, les détails historiques, philosophiques et moraux qui la concernent; vous y trouverez également des recherches savantes et curieuses sur son origine, sur sa fondation, sur son antiquité et sur ses habitants; des descriptions pleines d'intérêt sur les monuments qu'elle renferme, ainsi que des détails sur ces agrandissements successifs. L'histoire des guerres, des révolutions, des événements civils, militaires et religieux y est consignée avec le plus grand soin; il n'est pas jusqu'aux établissements qui, dans cette ville, sont consacrés aux sciences, aux lettres, aux arts et aux plaisirs, qui n'aient été le sujet d'études piquantes et curieuses. Ce n'est point ici le lieu de parler de ces choses, qui ont occupé à diverses époques les érudits, les littérateurs, les philosophes et les artistes; je dois me borner, en faisant cette histoire médicale, à ce qui offrira un intérêt réel pour notre science.

Je l'ai déjà énoncé, Hippocrate recommande au médecin qui arrive dans une ville d'étudier son climat, sa position, son exposition et les nombreuses maladies qui proviennent de causes toutes locales. Baglivi, un de ses plus fidèles disciples, n'a jamais perdu de vue ces importants préceptes; il a eu le soin d'avertir ses lecteurs que ses écrits étaient relatifs au climat de Rome, *in aëre Romano scribo*, dit-il; et moi, qui vais essayer de marcher dans la même voie, je dirai, pour me servir du même langage, que je vais écrire *in aëre Lugdunense*, dans et sur l'atmosphère lyonnaise.

Le climat de Lyon, depuis sa fondation, n'a pas toujours été le même. Ainsi, sous Auguste, alors que Lyon était la capitale de la Gaule lugdunaise, le froid était beaucoup plus intense que de nos jours, ce qui tenait sans nul doute, aux épaisses forêts qui couvraient toutes les montagnes des alentours, et il n'était point rare de voir la Saône et le Rhône, par leur congélation, permettre non seulement le passage des piétons et des chevaux, mais celui des armées, avec leur train et leurs bagages. Comme on le pense, et comme nous l'apprennent du reste les savantes études de M. Fuster sur le climat de la France, la vigne et notamment le figuier, étaient clairsemés dans le Dauphiné; mais au fur et à mesure que le déboisement s'opéra, on vit son climat s'améliorer, les pluies devenir moins abondantes et moins torrentielles, les tempêtes s'amender, et des modifications topographiques accompagner ces améliorations météorologiques. Ainsi, de maigre et piètre bourgade qu'était *Lugdunum* sous Auguste, nous la voyons élevée, sous le règne de Claude, qui lui devait sa naissance, au rang de cité romaine.

De la rive droite de la Saône, elle s'étendit bientôt sur la rive gauche, Ainay en est la preuve la plus évidente. Mais c'est incontestablement vers 60 de l'ère chrétienne que commencèrent à s'élever les habitations du centre et que, de Fourvières, la ville se porta dans l'espace compris entre les deux rivières. En moins de cinq siècles, cette langue de terre occupée naguère par des eaux marécageuses et stagnantes, fut couverte d'habitations et d'édifices; plus tard s'élevèrent Vaise, sur le vaste étang entouré de terre inculte et couvert de broussailles, qui avait son point de départ non loin du château de Pierre-Scise, et la Guillotière, cet enfant puissant qu'on ne pourra plus désormais séparer de sa mère. Le plateau de la montagne qui se trouve entre le Rhône et la Saône se couronna d'habitations; on appela cette nouvelle ville, véritable ruche, la Croix-Rousse.

Depuis cinquante années environ, on a agrandi à l'infini ces diverses villes, véritables faubourgs de la vieille cité, au point que, jusqu'en 1832, on pouvait dire que Lyon n'avait point de limites précises. A cette époque marquante dans les fastes lyonnaises, on commença à construire l'enceinte des fortifications qui entourent la ville; alors, et comme si la circulation libre de l'air et la salubrité allaient être compromises par le voisinage de ces masses compactes, on ouvrit de nouvelles rues et on agrandit les anciennes, des quartiers somptueux et aussi favorables à la santé qu'agréables à la vue s'élevèrent comme par enchantement; les habitations y sont vastes, élevées au-dessus du sol environnant et, chose aussi rare que remarquable, les préceptes les plus sages de l'hygiène ont présidé à leur construction; aussi tout concourt aujourd'hui à y appeler l'étranger, à y fixer l'industrieux et à y retenir l'opulence. Ces parties de notre ville, qu'on nomme Perrache, Bellecour et les Brotteaux, où on a si bien favorisé l'accès, le passage, la circulation et le renouvellement de l'air, et où on a si bien obvié aux funestes effets de l'entassement, sont certes dignes d'un grand peuple.

Mais comparez ces quartiers avec ceux dans lesquels sont le collége, l'ancien Hôtel-de-Ville, l'église Saint-Nizier, le passage de l'Argue, le grand Hôtel-Dieu, l'église Saint-Polycarpe, l'école de la Martinière, l'église Saint-Paul, le quartier Saint-Jean et toutes les rues qui vont du fleuve à la rivière ou de la rivière au fleuve, et avouez si on ne dirait pas ces dernières vouées à l'incurie et à la plus profonde indifférence. Ce que j'avance est si vrai, que le soleil, l'air et la lumière du jour, si utiles au maintien de la santé publique, y pénètrent avec beaucoup de peine. De plus, le pavé en est toujours mouillé et boueux, le sol mal nivelé, et il n'est pas rare de voir des mares d'eau bourbeuse et ammoniacale ou des matières animales en décomposition augmenter encore l'insalubrité de ces quartiers hantés par l'indigence et la population la plus laborieuse. Les maisons, dont l'abord extérieur est triste, sont en outre humides et obscures, et, dans leurs dispositions intérieures, ce qui contribue à l'étiolement et au développement de la scrofule semble y avoir été réuni à dessein. Ainsi, elles sont élevées outre mesure dans des rues étroites et sinueuses; les pièces et les ouvertures y sont d'une petitesse extrême, les ménages y fourmillent, c'est tout au plus si chaque individu a quelques mètres cubes d'air à respirer. Il faut ajouter aussi, chose inouïe et déplorable, que les couloirs des maisons, transformés, par une tolérance sans excuse, en urinoirs publics, constituent des foyers dans lesquels prennent naissance ces gaz délétères qui communiquent à tout l'intérieur des habitations l'odeur fétide dont l'odorat est incessamment frappé. L'hygiène publique de notre ville, comme on le voit, laisse beaucoup à désirer, et là sont incontestablement des causes innombrables de maladies qui impriment de si bonne heure à notre nombreuse population ouvrière, le cachet, devenu héréditaire, de la tuberculisation pulmonaire et de la constitution scrofuleuse.

Les hôpitaux occupent le premier rang parmi les établissements élevés par la charité publique. Vous faire un historique complet de ceux que possède notre ville, est un travail qui a été traité avec trop de supériorité pour que j'ose me permettre de l'entreprendre ; je ne vous ferai pas non plus l'apologie des personnages qui, par leur influence ou par leurs largesses, ont fondé l'Hôtel-Dieu(1), l'hospice de la Charité(2), et plus tard ceux de la Quarantaine(3), de l'Antiquaille(4), des militaires(5), de Saint-Jean-de-Dieu(6) et du Perron(7), et cela parce que je sortirais du plan que je me suis imposé. Toutefois qu'il me soit permis de dire que saint Sacerdos(8), à l'instigation duquel le bon roi Childe-

(1) Le roi Childebert et son épouse Ultrogothe le fondèrent en 548.

(2) On en posa la première pierre en 1617 ; il fut béni par l'archevêque Denis-Simon de Marquemont.

(3) Il fut construit par ordre et avec les deniers des confréries de la ville, en 1494.

(4) Il occupe l'emplacement de l'ancien palais impérial où les préfets du prétoire faisaient leur demeure.

(5) Il est situé sur la rive droite du Rhône et fait suite à celui de la Charité.

(6) Sur la route de Vienne, à une lieue de la ville ; entièrement destiné aux insensés.

(7) Le château de ce nom a été transformé en hôpital d'incurables ; il est situé dans la riante campagne d'Oullins et contient pour le moment cent lits.

(8) Evêque de Lyon, dans le VIe siècle.

bert et sa vertueuse épouse Ultrogothe fondèrent l'Hôtel-Dieu[1], donna un admirable exemple de charité chrétienne, puisqu'il contribua à la fondation du premier et du plus ancien établissement de ce genre en France. Depuis que Soufflot[2] en a terminé les vastes constructions, les étrangers l'admirent à juste titre ; ils croient s'arrêter devant un palais, et quand on leur apprend que ce palais est la demeure des pauvres et le réceptacle de toutes les misères humaines, ils rendent hommage avec effusion à la ville bienfaisante qui a sanctifié ses richesses par ce magnifique monument.

La Quarantaine[3], qui fut construite en 1494, par les confréries de la ville pour y mettre les pestiférés si nombreux à cette époque, a été démolie pendant les dernières guerres, et il n'en reste plus aujourd'hui aucun vestige. Il n'en est pas de même de l'Antiquaille[4],

(1) Situé sur la rive droite du Rhône, près du pont de la Guillotière.

(2) Savant architecte auquel on doit les façades de l'Hôtel-Dieu et de l'ancien théâtre.

(3) Il n'en reste plus aucun vestige ; cet établissement fut construit au point occupé de nos jours par la douane et qu'on appelle encore la Quarantaine : c'est l'entrée du chemin dit des Etroits qui borde la rive droite de la Saône jusqu'à la Mulatière.

(4) Cet établissement est consacré au traitement des maladies vénériennes, de l'aliénation mentale, de l'épilepsie et de quelques affections cutanées ; en outre, on y reçoit des pensionnaires âgés ou infirmes des deux sexes, au nombre de soixante et seize, trente hommes et quarante-six femmes. L'hôpital contient sept cent trente-six lits. Les hommes vénériens, galeux ou affectés de dartres sont dans quatre salles, deux au second et deux au troisième étage ; une autre de vingt-quatre lits est occupée par les petits garçons teigneux ; six salles sont destinées aux femmes vénériennes, dartreuses et galeuses ; une aux petites filles teigneuses ; trois cent quatre-vingt-dix lits sont affectés au service des aliénés, cent soixante-quinze pour les hommes et deux cent quinze pour les femmes.

consacré, comme vous le savez, aux malheureux des deux sexes que la débauche ou de hideuses maladies séquestrent de la société. Il fut jadis le théâtre de toutes sortes de magnificences. Là s'élevait en effet un palais qu'habitèrent les gouverneurs des Gaules, que visitèrent les Césars, et où virent le jour deux empereurs Claude (1) et Caracalla (2). Bien plus tard, ce palais devint un monastère de religieuses, plus tard encore on en fit un dépôt de mendicité, et enfin un hospice pour les insensés et les vénériens des deux sexes, destination qu'il a encore de nos jours. L'édifice est imposant, vaste et grandiose, mais sa situation sur la colline de Fourvières (3) vaut encore mieux que sa construction.

La première pierre du vaste local de l'hospice de la Charité, où on n'admet que des vieillards, des femmes enceintes et des enfants, fut posée dans l'année 1617 (4), et l'hôpital militaire, qui était il y a quinze ans une caserne de cavalerie, fut en quelque sorte improvisé le 21 octobre de l'année 1831. Toutefois, les salles n'étant pas convenablement disposées, on n'y reçut qu'un fort petit nombre de malades, et ce ne fut en réalité qu'à la fin du premier trimestre de l'année suivante

(1) Fils de Drusus, né l'an 7 de l'ère chrétienne.

(2) Né en 188 de l'ère chrétienne.

(3) Il s'y trouvait un *forum*, dont un vaste pan de muraille existe encore; il se nommait *forum vetus* (vieux marché), d'où est dérivé le nom de Fourvières.

(4) Ce grand établissement sert d'asile à quatre cents vieillards; il reçoit annuellement plus de dix-huit cents enfants exposés au tour ou admis au bureau ouvert. Il a à sa charge plus de douze mille orphelins. Les filles mères vont y faire leurs couches; et, outre ses infirmeries destinées aux vieillards et aux adultes de l'un et de l'autre sexes, il possède deux salles de trente lits chacune où sont admis les enfants malades de la ville, âgés de 2 à 9 ans.

qu'on y attacha un personnel complet d'officiers de santé, et qu'il prit le titre d'hôpital militaire (1).

III.

Je ne dois point me borner, Messieurs, à admirer l'aspect monumental de ces établissements, il m'importe aussi de pénétrer derrière leurs splendides façades, et de savoir s'ils ont été élevés pour témoigner de la vanité de leurs fondateurs ou pour assurer aux pauvres un soulagement efficace à leurs maux. Lorsqu'il s'agit d'hygiène publique, le médecin doit avoir le courage de tout dire ; ce ne sont pas des personnes, mais bien la santé de cette grande fraction sociale qu'on appelle le peuple, qui est en cause.

Eh bien ! il faut l'avouer, la distribution des locaux est en général défectueuse ; les salles de malades sont trop grandes ou trop petites, elles contiennent plus que la proportion de lits qui s'accorde avec les conditions d'un service prompt et facile, et, quoiqu'elles soient percées d'un assez grand nombre d'ouvertures, chaque malade n'a pas le nombre de mètres cubes d'air suffisant, la ration nécessaire à une bonne hématose. Le chauffage laisse également beaucoup à désirer, il est insuffisant, et comme vous devez l'avoir remarqué en maintes circonstances, la température des salles et des diverses parties de nos

(1) Immédiatement contigu à l'hospice de la Charité, sur la rive droite du Rhône, contient neuf cents lits, deux cent quatre-vingt-trois au premier étage pour la première division des fiévreux, les officiers et les blessés ; trois cent seize pour les fiévreux au deuxième, deux cent quinze au troisième pour les vénériens, galeux et consignés, et quatre-vingt-six dans un corps de bâtiment neuf, situé en face du promenoir.

hôpitaux n'est pas partout uniforme ; aussi est-ce avec peine que ceux qui les fréquentent voient la difficulté qu'éprouvent les malades à se soustraire au froid qui y règne en hiver, et la facilité au contraire avec laquelle ils sont exposés aux dangers des brusques transitions de température. Tous manquent encore d'une série de pavillons isolés l'un de l'autre et pourvus chacun de ce qui peut assurer la marche d'un service, dans la prévision des épidémies ou des affections contagieuses qui nécessitent, comme vous le savez, la séquestration ou l'éparpillement des malades. Mais, somme toute, si ces établissements, consacrés aux malheureux en proie à la misère et à la maladie, ne satisfont pas à toutes les exigences d'une hygiène sagement entendue, ils leur fournissent au moins les secours les plus indispensables.

Une chose qu'on ne saurait trop déplorer, c'est que rien n'a été fait jusqu'à présent pour assurer aux convalescents de maladies graves une nourriture à la fois substantielle et légère. Il n'est pas de jours que nous n'ayons la douleur de voir des rechûtes occasionnées par des aliments indigestes donnés à des malheureux qui viennent d'échapper aux affections les plus dangereuses. Il y aurait cependant autant d'économie et plus d'humanité à hâter le rétablissement et la sortie des malades par un régime approprié à leur position ; car la plupart rechutent, et un bon nombre accroît le chiffre de nos nécrologies.

Pour obvier à ces inconvénients, il est à désirer que les administrations des hospices civils, pour les établissements de cet ordre, et celles de la guerre pour l'hôpital militaire, fondent des annexes pour les convalescents, ce qui rendrait le séjour des malades dans les hôpitaux existants beaucoup moins long, et permettrait : 1° d'avoir toujours des lits vacants et en assez grande quantité, et 2° de disposer d'un vaste local tout préparé s'il survenait une épidémie. Ces établissements auraient des avantages incontestables qui surpasseraient de beaucoup les légers inconvénients qu'on pourrait y trouver : confondus avec les malades, les convalescents sont privés d'air salubre, d'une suffisante insolation, et au milieu des mourants ou en face de l'agonie, ils sont de toute nécessité, je le répète, exposés à de fréquentes rechutes et à toutes les lenteurs d'un rétablissement souvent incomplet. Lorsque le médecin a sauvé la vie d'un malheureux, il y a de l'inhumanité à l'exposer de nouveau soit en le laissant séjourner longtemps dans la salle et dans le lit où il a été traité, soit en le renvoyant prématurément aux privations et aux exigences du domicile du pauvre ! Ce que je dis là avait été si bien senti par Gosme Gonnet, bourgeois de cette ville en 1647, qu'il légua une forte somme pour l'établissement et l'entretien d'une salle dans laquelle les malades guéris devaient passer quelques jours pour reprendre leurs forces avant de sortir de l'Hôtel-Dieu ; mais cette grande pensée n'a point été réalisée (1). Bien plus, ces mêmes convalescents n'ont respiré et ne respirent encore que dans de très-petits espaces, dans des cours fermées de toutes parts ; et si l'administation n'avait eu tout récemment l'heureuse idée de l'établissement d'un promenoir, le

(1) Un de nos correspondants, M. le docteur Henri Couturier, médecin de l'hôpital de Vienne, ancien interne des hôpitaux de Lyon, a publié en 1843, dans la Gazette médicale de Paris, un mémoire très-remarquable sur *un projet d'hôpital pour les convalescents et les maladies chroniques.*

premier et le plus ancien hôpital de France aurait manqué du principal agent d'assainissement.

Le bel et admirable hospice de la Charité possède des galeries auxquelles aboutissent les salles réservées aux malades. A défaut de jardin et d'allées, ces galeries servent de promenoir en été aussi bien qu'en hiver, et comme elles se développent sur une très-grande étendue et communiquent entr'elles, elles présentent autant de facilité pour l'exercice que d'agrément par l'élégance de la construction; mais, Messieurs, elles offrent un libre accès à l'air extérieur, les cintres en sont largement ouverts; et puisque les plus sages préceptes de l'hygiène ont présidé aux dispositions intérieures de cet établissement modèle, on peut se demander comment il se fait qu'on ne les aie pas fermées à l'aide d'un vitrage reposant sur des châssis mobiles, amélioration qui épargnerait incontestablement aux malades une cause puissante de refroidissement. C'est ainsi que sont disposées celles du magnifique hôpital de St-Jean, à Bruxelles; celles de l'hôpital St-André, à Bordeaux; et celles du Val-de-Grâce, à Paris. En outre, des bouches de chaleur s'ouvrent dans toute la longueur des galeries de ces trois établissements remarquables. La prévoyance a même été poussée à celui de la capitale de la Belgique jusqu'à conduire l'air chaud sous les banquettes où les malades vont s'asseoir; et si nous sommes assez heureux pour voir remplir la lacune que je viens de signaler, je crois qu'il serait également à désirer que la sollicitude de l'administration n'oubliât point cette sage précaution qui ressemble en quelque sorte à de la tendresse.

Passant au service de santé, j'ai fait la remarque que les infirmiers ne sont pas en assez grand nombre;

qu'il s'en faut que les médecins puissent compter sur eux, et que de là s'ensuit nécessairement que les soins donnés aux malades sont peu assidus et fort incomplets. A l'hôpital militaire où ces soins sont donnés exclusivement par des hommes qui ne sont mus par aucun sentiment d'humanité, ils sont indifférents envers les pauvres malades qu'ils brusquent et qu'ils ne servent que parce que la discipline leur en fait une loi impérieuse; aussi, pendant que j'en suis au chapitre des améliorations, je le dis avec conviction, une bonne amélioration à introduire à l'hôpital militaire serait un certain nombre de sœurs hospitalières, de ces vierges charitables qui font le sacrifice de la beauté et de la jeunesse pour soulager dans les hospices la douleur et l'infortune. Tels qu'ils sont, les infirmiers sont loin d'apporter dans l'exercice de leurs fonctious ce zèle et ce dévoûment qu'une charité ardente peut seule inspirer; ils sont bien loin, à cet égard, des hospitaliers de St-Jean-de-Dieu, qui exercent jour et nuit une surveillance incessante sur les malades; et comme leurs soins ne sont pas moins nécessaires que le traitement médical proprement dit, il serait à souhaiter qu'on apportât dans la constitution de ce corps la sage réforme dont je viens de parler.

IV.

Messieurs, lorsqu'on s'occupe de la statistique médicale d'une ville, il ne suffit pas de s'enquérir des habitations et des asiles destinés à secourir les malheureux; il faut aussi tenir un compte exact de sa climatologie.

« Le climat, dit Polybe, forme la figure, la couleur,

« le tempérament et les mœurs des nations, et, d'après « Bally [1], il maîtrise les êtres par la température et « les idées par le caractère qu'il impose aux peuples. » Ce que ces deux grands hommes ont écrit est si vrai, en effet que, semblable à un véritable Protée, nous le voyons se diversifier à l'infini, non-seulement d'une zône à l'autre, et de contrée en contrée, mais dans la même contrée et de telle localité à telle autre. Ainsi, non-seulement le climat de Paris n'est ni celui de Calcutta, ni celui de Londres, ni celui de Lyon, mais pas même celui de Versailles qui n'est séparé que par 21 kilomètres de la capitale. Cette vérité nous la voyons se réaliser chez l'individu qui émigre du lieu dans lequel il est né ou qu'il habite depuis des années. Il ne trouve nulle part un ensemble de circonstances extérieures qui soient toutes et de tout point identiques à celles qu'il abandonne : dans sa nouvelle résidence il aura toujours, du plus au moins, un acclimatement à subir, c'est-à-dire que son organisation devra, et cela par suite d'un concours de modifications toutes locales, ici légères, là profondes et périlleuses, se mettre en harmonie avec les nouvelles conditions extérieures au milieu desquelles il se trouvera placé. Dans une atmosphère *paludéenne* il courra mille fois plus de risque que l'indigène d'être atteint par les fièvres intermittentes ; à Paris il sera pris pendant quelques jours de diarrhée ; à Lyon, d'abattement général avec céphalalgie sus-orbitaire. Ce sont encore les nouveaux venus qui dans ces deux villes populeuses et à Londres, sont le plus exposés à l'infection typhoïde; et si la vivacité est propre au méridional, l'astuce au Nor-

(1) Lettres sur l'Atlantide.

mand, la rudesse au Breton, la bonhomie et la franchise au Bourguignon et au Champenois, nous devons également l'attribuer à des causes toutes locales : « L'esprit « ainsi que le corps prennent, comme le dit un spi- « rituel physiologiste du dix-huitième siècle, le goût du « terroir. »

« Le climat de Lyon est fiévreux et catarrheux, les « pluies y sont fréquentes et abondantes, et la tempéra- « ture y est plus froide que ne semblerait l'indiquer sa « latitude. »

Cette disposition « fiévreuse et catarrhale » tient en partie au voisinage des montagnes que recouvrent des neiges éternelles, et aux vents d'ouest et de nord-ouest, avant-coureurs de la pluie qui tombe si souvent à Lyon et d'une manière si continue (1). De plus, la situation de la ville entre deux grands cours d'eau, l'expose à l'action constante d'une plus forte somme de vapeurs aqueuses qui rendent l'atmosphère humide; mais si les brouillards ne proviennent en partie que de ces deux sources, je crois que nous sommes amplement compensés par la fraîcheur salubre qui, dans toutes les saisons, en été comme en hiver, règne sur les bords du Rhône et de la Saône et qui de là se répand sur toute la ville. Je dirai plus, les grandes épidémies, qui sortent de la ligne ordinaire des affections, qui apparaissent brusquement et sans cause appréciable, qui se propagent avec tant de rapidité et qui ont si souvent affligé le monde, n'ont sévi qu'à de très-rares intervalles sur sa population; et si le choléra franchit la Manche après avoir désolé l'Angleterre, décimé Paris et une grande partie de la France, notre

(1) Année moyenne, il tombe à Lyon 1 mètre 2 centimètres d'eau.

cité n'a point à redouter son souffle désastreux, grace peut-être à l'action de ces deux puissantes artères. Mais la peste, dira-t-on, ce fléau qui a fait plus de victimes que les batailles, a, à plusieurs reprises et principalement après la terrible inondation de 580, sous le règne de Charles VIII en 1485, et dans l'année 1494, dépeuplé pour ainsi dire la ville ; dans le mois de septembre 1586, les hôpitaux, ajoutera-t-on, renfermaient plus de douze cents malades de cette infection formidable, et elle fit également d'affreux ravages en 1628 ; cependant le fleuve et la rivière n'ont pas changé leur lit, ils sont aujourd'hui où ils étaient à ces diverses époques.— Oui, mais les abords en étaient sales et infects, ils étaient le réceptacle de toutes les immondices de la ville qui, comme vous le savez, était formée de rues étroites et sinueuses dans lesquelles l'air et la lumière n'avaient qu'un faible accès, et dépourvus de quais ces deux grands cours d'eau se trouvaient comme encaissés et partant insalubres. Méconnaissables aujourd'hui, ces parties de la ville largement espacées, témoignent hautement, au contraire, de la sollicitude de la municipalité pour la santé publique.

Les inondations sont aussi une cause très-fréquente de maladies. Heureusement ces phénomènes, toujours désastreux sont rares, Messieurs, mais par cela seul qu'ils se sont gravés en caractères ineffaçables sur nos monuments et sur nos édifices, sur nos quais et sur nos places, dans nos rues et dans nos habitations, sur les populations rurales comme sur celles de la ville, en 580 (1), dans l'année

(1) L'inondation détruisit une partie de la ville.

1711 (1), dans celle de 1812 (2), et dans l'année 1840 de triste mémoire (3), la municipalité doit mettre tout en œuvre pour que nos rivières ne puissent plus désormais franchir leurs digues et intervertir, par l'apparition intempestive d'une masse de causes morbides, la régularité des saisons et les constitutions médicales existantes. Les variations des saisons proviennent, à vrai dire, des intempéries ou bien des circonstances qui sont inhérentes au sol, perturbations qu'il faut nous donner garde de confondre entre elles. Cependant des crues comme celles dont je viens de parler modifient aussi d'une manière défavorable la constitution atmosphérique, et la saison pendant laquelle elles s'effectuent ne peut que devenir anomale et avoir des effets marqués sur les maladies. Les circonstances locales troublent aussi les qualités atmosphériques annuelles de notre climat; seulement ces deux ordres de perturbation opèrent tout différemment l'un de l'autre, quoique déter-

(1) Les éperons du Pont-de-Pierre et les parapets des quais furent enlevés et la maison de l'Arsenal détruite; les eaux couvraient de 2 mètres le portail de la Charité.

(2) Une partie de la ville fut inondée, mais il y eut peu de pertes.

(3) La moitié de la ville est inondée dès le deuxième jour, les quais sont envahis par l'eau ainsi que les places de la Charité, Bellecour et les rues adjacentes; elle gagne les vieux quartiers; les habitants sont prisonniers chez eux, et les communications ont lieu au moyen de bateaux. Les eaux arrivent jusqu'à la sainte-table de l'église de la Charité; elles couvrent les bornes des places et s'élèvent à 15 centimètres au-dessus du socle de la grille de la Préfecture, à 65 au milieu de l'allée de l'Argue, à 16 sur le carrelage de l'église St-Bonaventure, à 12 plus bas que le socle du mur soutenant la grille du jardin de l'hôpital militaire, rue de la Charité; à 40 au-dessus de celui de la Halle-au-Blé, à 70 au-dessus du seuil des portes du Grenier à sel, à 10 au-dessus de la première marche du piédestal de la statue de Louis XIV.

minant des affections identiques, dominantes entre toutes les autres et que j'appellerai *populaires*.

Il n'existe, que je sache, nulle part une histoire complète de ces affections : Celse, Galien, Fernel, Baillou, Prosper Alpin, Louis Mercado, Bontius, Willis, Sydenham, Rivière, Baglivi, Lancisi, Ramazzini, Lommius, Cleghorn, Glass, Pringle, Huxam, Grant, Sims, Bang, Raymond de Marseille, Van-Swieten, Lepecq de la Clôture, Stoll, Hildenbrand et Fodéré ont tous exploité ce champ fertile, mais les notions qu'ils nous ont transmises sont dispersées dans une mutitude d'écrits, sans aucun dessein systématique. Toutefois, suivant ces médecins, chaque saison engendre une affection susceptible de plusieurs formes sans changer pour cela de nature ou de fond ; et cette affection, qu'ils nomment populaire, efface ou domine toutes les affections étrangères. Dans notre ville, comme partout ailleurs, elle naît et grandit à la faveur et par les progrès de la saison naissante, comme elle décline et disparaît en cédant la place à une affection de nouvelle nature.

Celle du printemps est catarrhale ou pituiteuse avec une nuance bien marquée de pléthore sanguine ou d'inflammation ; elle est décrite selon les théories accréditées sur sa pathogénie, ou selon la prééminence relative de ses principaux éléments ; mais, quoiqu'elle soit très-aiguë et qu'elle soit très accessible au type intermittent, elle est d'une solution facile : les forces de la nature suffisent le plus souvent pour s'en rendre maître, et lorsque l'art intervient, il use libéralement des antiphlogistiques ou des évacuants doux tels que l'huile de *palma-Christi* ou les sels neutres par exemple.

Généralement continue, rémittente et très-peu accessible au génie intermittent, l'affection de l'été est bilieuse, gastrique ou putride; elle acquiert facilement un degré de gravité considérable, compromet particulièrement les organes digestifs et la tête, et quoique les forces y conservent une activité assez grande, elle se termine peu sans le secours de la médecine. Elle a, elle aussi, des noms suivant la prédominance accidentelle de quelques-uns de ses éléments; mais son traitement essentiel consiste et doit consister dans les émissions sanguines locales, dans les évacuants des voies gastriques et dans l'usage des réfrigérants.

En automne, l'affection populaire devient catarrhale; le plus souvent compliquée avec une affection bilieuse, elle est pernicieuse ou maligne, souvent d'une longueur désespérante, et sans rien perdre de son mauvais génie, elle contracte ordinairement un type périodique. Elle est connue indistinctement sous le nom de *typhus automnal*, de *fièvre maligne*; c'est la terrible fièvre typhoïde, et si son traitement, qui se compose en général d'une combinaison habile des émissions sanguines locales, des évacuants saburraux et des stimulants avec les toniques, est très-difficile, c'est que les efforts de la nature y sont à peu près nuls, tant par l'insuffisance des forces de l'organisme que par le désaccord de ces mêmes forces.

Une affection inflammatoire lui succède pendant l'hiver; elle a pour principal théâtre les grandes cavités et les viscères; son type ordinaire est continu, mais, sans contredit, de beaucoup plus bénigne que l'affection automnale, et même que l'affection de l'été; la nature médicatrice contribue puissamment à la guérir. Cependant comme elle porte sur les organes les plus essentiels à la vie, elle réclame l'assistance du médecin, et il la combat avec le plus grand succès par les *émissions sanguines* copieuses et répétées.

Maintenant, Messieurs, je devrais, pour préciser les idées générales que je viens de vous exposer, suivre pas à pas, à l'aide de l'observation, les phases de ces états morbides ; je devrais, à l'exemple de Stoll, démêler les complications délicates de ces affections populaires, et de celles-ci vous mener graduellement aux maladies communes à toutes les classes, particulières au sexe, relatives aux professions et aux diverses époques de la vie. Mais, forcé de me restreindre dans de certaines limites, j'ai pensé qu'il valait mieux confier ces détails à un travail plus complet et plus étendu.

www.ingramcontent.com/pod-product-compliance
Ingram Content Group UK Ltd.
Pitfield, Milton Keynes, MK11 3LW, UK
UKHW032023260826
14628UKWH00006B/2680

9 782014 024326